BEI GRIN MACHT SICH IHR WISSEN BEZAHLT

AF135505

- Wir veröffentlichen Ihre Hausarbeit,
  Bachelor- und Masterarbeit

- Ihr eigenes eBook und Buch -
  weltweit in allen wichtigen Shops

- Verdienen Sie an jedem Verkauf

Jetzt bei www.GRIN.com hochladen
und kostenlos publizieren

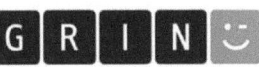

Heiko Schumann

Digitale Demenz. Eine neue Volkskrankheit?

Leben ohne Geist. Darstellung der Demenz

GRIN Verlag

Bibliografische Information der Deutschen Nationalbibliothek:

Die Deutsche Bibliothek verzeichnet diese Publikation in der Deutschen National-
bibliografie; detaillierte bibliografische Daten sind im Internet über http://dnb.d-
nb.de/ abrufbar.

Impressum:

Copyright © 2015 GRIN Verlag, Open Publishing GmbH
Druck und Bindung: Books on Demand GmbH, Norderstedt Germany
ISBN: 978-3-668-00368-2

Dieses Buch bei GRIN:

http://www.grin.com/de/e-book/301256/digitale-demenz-eine-neue-volkskrankheit

GRIN - Your knowledge has value

Der GRIN Verlag publiziert seit 1998 wissenschaftliche Arbeiten von Studenten, Hochschullehrern und anderen Akademikern als eBook und gedrucktes Buch. Die Verlagswebsite www.grin.com ist die ideale Plattform zur Veröffentlichung von Hausarbeiten, Abschlussarbeiten, wissenschaftlichen Aufsätzen, Dissertationen und Fachbüchern.

Besuchen Sie uns im Internet:

http://www.grin.com/

http://www.facebook.com/grincom

http://www.twitter.com/grin_com

Digitale Demenz eine neue Volkskrankheit?

Leben ohne Geist - Darstellung der Demenz

Heiko Schumann

2015

Inhaltsverzeichnis

Abkürzungsverzeichnis

BMG	Bundesministerium für Gesundheit
BZgA	Bundeszentrale für gesundheitliche Aufklärung
HD	Chorea Huntington
DGN	Deutsche Gesellschaft für Neurologie
DGPPN	Deutsche Gesellschaft für Psychiatrie, Psychotherapie und Nervenheilkunde
Dimdi	Deutsche Institut für Medizinische Dokumentation und Information
DSM-V	Diagnostic and Statistical Manual of Mental Disorders
FTD	Frontotemporale Demenz
ICD 10	Internation Classification of Diseases
GM	German Modification
MCI	Mild Cognitive Impairment
S3	Medizinische Leitlinie mit höchster methodischer Qualität

1. Einleitung

Zielstellung der Arbeit ist die Darstellung der Erkrankung Demenz sowie die Auseinandersetzung mit der These über „Digitale Demenz" von Manfred Spitzer.

Laut dem Bundesministerium für Gesundheit sind heute in Deutschland bis zu 1,4 Millionen Menschen an Demenz erkrankt (BMG, 2013). Statistisch steigt die Zahl der Demenzerkrankungen, so dass bis 2050 drei Millionen Demenzerkrankte prognostiziert werden (BZgA, 2013). Vor dem Hintergrund der zu erwartenden demenziellen Neuerkrankungen ist die demografische Entwicklung eine ernstzunehmende Herausforderung im Gesundheits- und Sozialwesen (BMG, 2013). Für die Gesellschaft ist die Demenzerkrankung die teuerste Alterskrankheit (Füsgen, 2004). Die Beteiligung „Älterer" an Weiterbildung ist für die individuelle Entwicklung von besonderer Bedeutung und zugleich ein wesentlicher Einflussfaktor im soziodemografischen Wandel der Gesellschaft (Iller, 2008). Weiterbildung fokussiert nicht eine bestimmte Altersgruppe, sondern muss als Bestandteil des Lebenslaufes stattfinden. Aus epidemiologischen Daten lässt sich ableiten, dass bereits 15 bis 30 Jahre vor dem Auftreten klinischer Symptome der Krankheitsprozess beginnt, demzufolge ist Prävention vor allem für die Altersgruppe ab dem 40. Lebensjahr besonders relevant. Geistige Aktivität, körperliche Bewegung, gesunde Ernährung und soziale Integration reduzieren das Risiko im späteren Leben an Demenz zu erkranken (BMG, 2013a).

Im Punkt 2 erfolgt die Begriffsbestimmung der Demenz. Der Punkt 3 befasst sich mit den medizinischen Grundlagen der Demenzerkrankungen. Punkt 4 beschreibt die funktionelle Anatomie der Demenzen. Die Präventionsansätze werden im Punkt 5 aufgezeigt. Abschließend erfolgt im Punkt 6 eine Begriffsklärung zur digitalen Demenz und im Punkt 7 eine Diskussion inwieweit digitale Demenz eine Krankheit im Sinne der klinischen Demenz darstellt oder ausschließlich als populärwissenschaftliche Metapher verwendet wird.

Spitzer (2012) behauptet in seinem Buch zur digitalen Demenz – „wie wir uns und unsere Kinder um den Verstand bringen, wir klicken uns das Gehirn weg, Computer und Smartphones machen uns dumm". Des Weiteren behauptet Spitzer, dass bei intensiver Nutzung digitaler Medien unser Gehirn abbaut.

2. Demenz – Begriffsklärung - Definition

Der Begriff "Demenz" leitet sich aus dem Lateinischen (de = "weg vom", mens = "geist") ab und bedeutet sinngemäß "weg vom Geist" bzw. "ohne Geist" (BMG, 2013a).

Die Demenz bezeichnet ein klinisches Syndrom und wird laut ICD-10-GM Version 2013 (Dimdi, 2013), Definition (Code F00-F03), in der Kategorie psychischer Störungen und Verhaltensstörungen sowie die Gruppe organische, einschließlich symptomatische Störungen klassifiziert. Ätiologische Kategorien der S3-Leitlinie "Demenzen" sind:

- Demenz bei Alzheimer-Krankheit,
- Vaskuläre Demenz,
- Gemischte Demenz,
- Frontotemporale Demenz,
- Demenz bei Morbus Parkinson,
- Lewy-Körperchen-Demenz (DGPPN & DGN, 2009).

Zusätzlich zu der S3-Leitlinie existieren Kriterien, die sich aus dem aktuellen Stand der Forschung ableiten und eine detaillierte Beschreibung der einzelnen Syndrome ermöglichen. Eine nähere Betrachtung dieser ätiologischen Kategorien und Kriterien erfolgt unter Berücksichtigung der Seitenvorgabe in dieser Hausarbeit nicht.

3. Medizinische Grundlagen

Ein wesentliches Merkmal von Demenzerkrankungen, die bis zu 100 verschiedene Ursachen haben können, ist der Verlust der geistigen Leistungsfähigkeit (BMG, 2013a). Eine Abgrenzung der Formen erfolgt durch primäre und sekundäre Demenz (ebd.). Für die Diagnosestellung Demenz müssen die Symptome nach ICD-10 mindestens über einen Zeitraum von 6 Monaten bestehen, meist als Folge einer chronischen oder fortschreitenden Krankheit des Gehirns (ICD-10, 2013). Die Demenz ist eine erworbene Störung bzw. Minderung kortikaler

Funktionen, einschließlich Orientierung, Lernfähigkeit, Gedächtnis, Denken, Auffassung, Rechnen, Sprache und Urteilsvermögen (DGPPN & DGN, 2009). Die Folge dieser Störungen und Leistungsminderungen ist eine Beeinträchtigung der erfolgreichen Bewältigung der alltäglichen Anforderungen (Seeley & Miller, 2012). Im Rahmen der Demenz ist die Gedächtnisleistung die am häufigsten betroffene kognitive Funktion. Ein klinisch erfassbarer Verlust der Gedächtnisleistung besteht bei 10 % der über 70 jährigen und 20 - 40 % der über 85 jährigen. Der Verlauf der Demenz ist in der Regel progredient, kann aber auch reversibler Natur sein, die Schwere der Symptomatik weißt innerhalb weniger Tage erhebliche Schwankungen auf. Beobachtbare demenzielle Syndrome sind soziale und neuropsychische Defizite, die zu sozialem Rückzug, Depression, Halluzination, Wahnvorstellung, Agitation, Schlafstörung und Enthemmung führen (ebd.).

4. Die funktionelle Anatomie der Demenzen

Demenzsyndrome entstehen durch Störungen der neuralen Schaltkreise, bei denen ein quantitativer Verlust von Neuronen besteht (Seeley & Miller, 2012). Demenzen haben verschiedene Neurotransmitter-Defektprofile, die eine unterschiedliche Pharmakotherapie sowie Diagnose voraussetzt. Noradrenerg, serotonerg und dopaminerg beeinflussen Verhalten und Stimmung, während Acetylcholin für die Aufmerksamkeit und das Gedächtnis von Bedeutung ist. Die Demenz vom Typ Alzheimer hat ihren Ursprung im entorhinalen Kortex, breitet sich dann über den Hippocampus weiter zum posterioren temporalen und parietalen Neokortex aus bis zur diffusen Degeneration des gesamten zerebralen Kortex. Eine Multiinfarktdemenz ist durch fokale Läsionen gekennzeichnet, die scheinbar nach dem Zufallsprinzip kortikale und subkortikale Bereiche oder Nervenbahnen der intrazerebralen Verbindung stören. Entsprechend der befallenen anatomischen Strukturen kann bei der Alzheimer Demenz zunächst ein Gedächtnisverlust beobachtet werden und im weiteren Verlauf eine Aphasie und Orientierungsstörung. Patienten mit einer frontotemporalen Demenz (FTD) und der Demenz bei Chorea Huntington (HD) weisen im Gegensatz dazu zunächst seltener Gedächtnisstörungen auf. Erste Symptome sind Störungen von Aufmerksamkeit, Urteilsvermögen, Bewusstsein und Verhalten. Läsionen der kortiko-subkortikalen Bahnen haben Verhaltensänderungen zur Folge. Eine Verschlechterung der geistigen Flexibilität sowie die Fähigkeit zum Organisieren und Planen ist bei einer Läsion des dorsolateralen präfrontalen Kortex zu beobachten. Schäden am Kortex laterale orbitofrontale führen zu einer gesteigerten Impulsivität, erhöhten Ablenkbarkeit und Enthemmung. Im Nucleus accumbens projiziert sich der anteriore cinguläre Kortex, eine Unterbrechung dieser Bahnen kann zu Mutismus, Sprachverarmung und Apathie führen (Seeley & Miller, 2012).

5. Therapeutische Intervention der Alzheimer Demenz – Präventionsmöglichkeiten

Der Begriff Prävention (lat. praevenire = zuvorkommen, verhüten) bezeichnet Maßnahmen zur Vermeidung und Vorbeugung von Krankheiten durch die Beeinflussung bzw. Reduktion von krankheitsspezifischen Risikofaktoren (Waller & Blättner, 2011).

Steinbach (2011) klassifiziert Präventionsmaßnahmen nach Zeitpunkt, Zielgröße und angewandter Methode. Präventiven Maßnahmen werden in den nächsten Jahrzehnten angesichts der zu erwartenden Zunahme demenzieller Erkrankungen und bisher eingeschränkter therapeutischen Möglichkeiten, eine bedeutende Rolle für das Gesundheitssystem erhalten (Laske, Morawetz, Buchkremer & Wormstall, 2005). Laske et al. (2005) führen an, das die Art des Lebensstils das Krankheitsrisiko beeinflusst, die Aussichten zur Senkung der demenziellen Prävalenzrate beziehungsweise die Verschiebung der Krankheitsmanifestation (Inzidenzrate) groß ist. Wichtige Risikofaktoren für die Entstehung von Demenzerkrankungen, wie Adipositas und die arterielle Hypertonie, lassen sich durch Primär- oder Sekundärprävention effektiv beeinflussen (ebd.).

5.1 Primärprävention

Die Primärprävention bezeichnet alle Maßnahmen die vor der Erstmanifestation einer Erkrankung durchgeführt werden (Steinbach, 2011). Empfehlungen für die Prävention lassen sich aus den modifizierten Risikofaktoren ableiten (DGPPN, 2009). Aktuell laufen prospektive Studien zur Primärprävention. Die Ergebnisse, die bisher auf der Basis prospektiver randomisierter Studien publiziert wurden, lassen noch keine Präventionsempfehlungen zu. Eine mögliche Ursache dafür könnte ein zu kurz gewählter Analysezeitraum sein. Demgegenüber wurden in epidemiologischen Longitudinalstudien die besondere Gefahr des Rauchens sowie kardiovaskulärer Risikofaktoren für die spätere Entwicklung einer Demenz ab dem mittleren Lebensalter identifiziert (Kivipelto & Solomon, 2008; Alonso, Jacobs & Menotti, 2009). Protektive Wirkung bezüglich des Auftretens einer Demenz hat ein aktiver Lebensstil mit körperlicher Bewegung, sportlicher, sozialer und geistiger Aktivität (Liu-Ambrose & Donaldson, 2009).

5.2 Sekundärprävention

Im Mittelpunkt der Sekundärprävention stehen die Früherfassung und Frühbehandlung kognitiver Defizite (Füsgen, 2004). Spezielle Instrumente, sogenannte „Screeningprogramme" wurden entwickelt, um Krankheiten bereits im Frühstadium zu erkennen (Steinbach, 2011). Gesundheitspolitisches Ziel der Sekundärprävention ist die Früherkennung der Demenz und die Verhinderung ihres Fortschreitens (Walter & Schwarz, 2002). Bei allen präventiven, diagnostischen und therapeutischen Überlegungen zur Beherrschung der demenziellen Prozesse sind Mild Cognitive Impairment (MCI) von besonderer Bedeutung (Füsgen, 2004). Untersuchungsergebnisse zeigen, dass mit zunehmendem Alter eine große Gruppe von Patienten kognitive isolierte Defizite aufweisen, aber noch nicht an Demenz leiden. Im weiteren Verlauf zeigte sich, dass MCI eine Vorform des Einstiegs in die Demenz darstellt. Somit besteht bereits für die isolierte kognitive Handlungsstörung Handlungsbedarf (ebd.). Vor diesem Hintergrund wird die Notwendigkeit einer verstärkten Öffentlichkeitsarbeit mit Ziel der Enttabuisierung des Themas Demenz deutlich (BMG, 2013).

5.3 Tertiärprävention

Die Tertiärprävention setzt ein, wenn bereits ein manifestiertes Krankheitsbild besteht. Ziel ist es, Folgeschäden und das Wiederauftreten einer Erkrankung zu verhindern (Steinbach, 2011). Es geht darum, die Progression der Krankheit aufzuhalten und die Defizite sowie Störungen zu minimieren (Füsgen, 2004). Tertiärprävention zielt darauf ab, die Alltagsfähigkeit trotz mittlerer und schwerer kognitiver Störungen zu erhalten. Soziale Integration, die Entwicklung sowie Unterstützung neuer Wohnformen, z.b. als Mehrgenerationenhaus oder Senioren Wohngemeinschaften sind ein wichtiger Bestandteil der Tertiärprävention und ermöglichen eine aktive Teilhabe in sozialen Gruppen sowie die Verzögerung der Pflegebedürftigkeit. Krankenkassen, Krankenhausträger und Ärzte sind aufgefordert, entsprechende Modelle zu suchen, um der altersabhängigen Erkrankung „Demenz" Herr zu werden und inhumanen, ausgrenzenden Tendenzen entgegenzutreten (ebd). „Wir wissen genug über die Demenz, wir sollten versuchen, das Problem auch zu lösen" (Füsgen, 2004, S.43).

Wenn kein Durchbruch in der Prävention von Demenz gelingt, wird sich die Zahl der Erkrankten in Deutschland bis zum Jahr 2050 verdoppeln (Deutsche Alzheimer Gesellschaft, 2012). Durch den Anstieg demenzieller Erkrankungen werden zukünftig präventive Maßnahmen eine erhebliche Bedeutung für das Gesundheitssystem erhalten (Laske, Morawetz, Buchkremmer & Wormstall, 2005). Die Ursachen und die Entstehungsprozesse der Demenz sind nicht ausreichend bekannt, wichtig ist die Vermeidung von Risikofaktoren (BZgA, 2010).

6. Digitale Demenz – Begriffsklärung

Eine Begriffsdefinition zu „Digitaler Demenz" ist in den wissenschaftlichen Datenbänken nicht vorhanden (Dimdi, 2013; ICD-10-GM, 2013; DSM-V, 2013). „Es gibt keine saubere Begriffsbildung und Argumentation, nirgends" (Lindner, 2012). Spitzer erweckt den Eindruck, dass digitale Demenz ein medizinischer Begriff sei. Er stellt die These auf, das die jugendliche Hirnschädigung durch die Medien am Ende des Lebens dazu führt, dass mehr Leute signifikant früher an Alzheimer erkranken. Einen wissenschaftlichen Beweis für diese These gibt es nicht (ebd.). Für die plakativ beschworene digitale Demenz haben Hirnforscher keinen Beweis gefunden (Lossau, 2013).

Der Begriff der digitalen Demenz stammt aus Südkorea. Hier verzeichneten 2007 Ärzte bei jungen Erwachsenen immer häufiger einen Zustand mit Gedächtnis-, Aufmerksamkeits- und Konzentrationsstörungen sowie emotionaler Verflachung und allgemeiner Abstumpfung als Folge von intensiver Nutzung digitaler Informationstechnik (Spitzer, 2012a). „Die südkoreanischen Ärzte bezeichneten dies mittlerweile als digitale Demenz, ein Begriff, der sich, wie ich vermute, durchsetzen wird, ebenso wie das Krankheitsbild" (Spitzer, 2012b). Als höchster Risikofaktor für schlechte Schulleistungen gilt der Konsum von Mediengewalt, also von aggressiven Medien (Bushmann & Bonacci, 2002). Spitzer beruft sich auf „südkoreanische Ärzte", ohne dabei eine Quelle anzugeben (Lindner, 2012). Eine Internetrecherche führt zu dem Ergebnis, das digitale Demenz ein südkoreanisches Mode- und Medienwort (Telepolis) war. Worauf sich Spitzer bezieht, ist keine medizinische Studie, sondern eine Umfrage zu Vergesslichkeit bei Werktätigen mit Smartphones. Das Ergebnis zeigt keine ernsthafte Krankheit, es gibt keinen Grund sich sorgen zu machen und es geht um eine reversible Vergesslichkeit (ebd.). „Im Gegenteil: Surfen im Netz beugt Alzheimer vor" (Lossau, 2013).

7. Diskussion digitale Demenz

Elektronische Bildschirmmedien, z.B. Fernseher, Computer, Spielkonsolen haben im großen Umfang die lebendige und natürliche Lebenswelt insbesondere von Kindern und Jugendlichen ersetzt (Plassmann, 2013). Plassmann beschreibt die Alltagspräsenz digitaler Medien und deren Programmeigenschaften als außerordentliches toxisches Potential, wobei Bildschirmmedien in invasive und nichtinvasive Medien differenziert werden. Die klinischen Folgen dieser Veränderung im Leben der Kinder und Jugendlichen sind unter dem Aspekt der Psychoanalyse beobachtbar. Pädagogische und psychotherapeutische Handlungskonzepte leiten sich aus diesen Befunden ab (ebd.).

Spitzer (2013, S. 93) bringt dies auf die Formel: „Digitale Netzwerke machen unsere Kinder und Jugendlichen einsam und unglücklich". Untersuchungen bei Kindern, die viel Zeit vor den Bildschirmen verbringen, zeigen ein erhöhtes Risiko für schlechtere Schulleistungen, Schlafstörungen und Aufmerksamkeitsprobleme (Madeja, 2013). Die Thesen von Spitzer sind der Anstoß einer öffentlichen Diskussion über die digitalen Medien. Lossau (2013) thematisiert hierzu folgende Fragen: Wird das menschliche Gehirn durch die Nutzung digitaler Medien verändert? Tragen digitale Medien zur Therapie von Hirnerkrankungen bei? Ist eine starke Internetnutzung im Gehirn nachweisbar?

Nach Madeja (2013) verändert jede Tätigkeit den inneren Aufbau des Gehirns, die Verarbeitung von Informationen führt zu neuen bzw. sich ändernden Kontakten zwischen Nervenzellen. Das Gehirn eines starken Internetnutzers wird sich im Vergleich zu dem Gehirn eines Berufsmusikers oder Autorennfahrers in den einzelnen Hirnabschnitten anders darstellen. Diese Veränderungen sind jedoch so unspezifisch, individuell und subtil, dass eine Zuordnung nach heutigen Methoden der Hirnforschung nicht möglich ist (ebd.). Kann die Hirnforschung die Folgen der Nutzung digitaler Medien im Sinne „digitaler Demenz" aufzeigen? Die Medizin versteht unter den Begriff Demenz den Verlust verfügbarer kognitiver Fähigkeiten sowie den Zerfall der Persönlichkeitsstruktur (Thier, 2013). Es gibt keinerlei Evidenz, dass digitale Medien zu krankhaften Veränderungen im Gehirn führen. „Der Begriff der digitalen Demenz ist verfehlt" (Thier, 2013, S. 1).

Nach Bartens (2012) bedient der Psychiater Spitzer mit seiner Polemik zu digitaler Demenz die Ängste verunsicherter Eltern – mithilfe bizarrer oberflächlicher Argumente. Lindner (2012) bezeichnet Spitzers Buch „Digitale Demenz" als hysterische Suada eines räsonierenden Bildungsbürgers, der seine eigene Epoche/Kultur kritiklos glorifiziert und die eigene Lebenserfahrung zum Maßstab erklärt. Der Text genügt nicht den Maßstäben bildungsbürgerlicher Kultur an Stil und Argumentation. Wäre Spitzer nicht ärztlicher Direktor einer Psychiatrischen Universitätsklinik mit vielen peer-reviewten Aufsätzen, würde kaum jemand dieses Buch lesen, außer denen es aus der Seele spricht. Bei der wissenschaftlichen Betrachtung wird deutlich, dass es keine klaren wissenschaftlichen Ergebnisse gibt, die als bewiesen gelten dürfen (ebd.).

8. Zusammenfassung

Die Untersuchungsergebnisse zur Alzheimer Demenz beschränken sich überwiegend auf die beeinflussbaren Risikofaktoren. Nicht beeinflussbare Faktoren wie Alter, Geschlecht und genetische Faktoren lassen nur wenige Präventionsmaßnahmen zu (Andel, Hughes & Crowe, 2005). Bildung und geistige Aktivität werden als Schutzfaktoren gegen die Entwicklung von Demenz angesehen, zu vermuten ist, dass Personen mit guter Bildung die bei Demenz auftretenden Defekte besser kompensieren können (ebd).

Das menschliche Gehirn besteht aus Milliarden synaptischer Verbindungen zwischen den Nervenzellen, die einem ständigen Abbau, Umbau und Neubau unterliegen (Spitzer, 2012a). Wenn Neues erlernt wird, entstehen neue Verbindungen und was nicht gebraucht wird, wird weggeräumt. Das Gehirn bildet sich in Auseinandersetzung mit der Welt, diesen Prozess nennen wir Bildung (ebd.). „Ein gebildeter Geist kann deutlich kranker sein als ein schwacher Geist, ohne dass man es merkt" (Spitzer, 2012a). Es ist Aufgabe der empirischen Erziehungswissenschaften und verwandter gesellschaftswissenschaftlicher Disziplinen sich über den Nutzen und die Risiken digitaler Medien auf die kulturellen und gesellschaftlichen Ziele zu verständigen (Thier, 2013). In den kommenden Jahren werden digitale Medien eine zunehmende Bedeutung in der Rehabilitation von Patienten mit Demenzerkrankungen einnehmen. Studien belegen, dass Demenzpatienten vom Training in virtuellen Welten, Anforderungen im Alltag, Koordinationstraining und Kognitionstraining profitieren (ebd.). Die Enquete-Kommission „Internet und digitale Gesellschaft" des Deutschen Bundestages empfiehlt den Ländern in ihrem Bericht (2011) zum Thema Medienkompetenz, eine fächerübergreifende Etablierung von Medienpädagogik in der Schule und die Computerspielpädagogik als eine erforderliche Aufgabe anzusehen sowie intensiv zu fördern. Für die persönliche Entwicklung und für unsere Kultur ist die Bedeutung von Spielen unumstritten (Enquete-Kommission, 2011). „Sicher ist, dass Spitzer einen gesellschaftlichen Nerv berührt, indem er Ängste vor rasanten Entwicklungen im Bereich digitaler Medien thematisiert und seine Thesen als wissenschaftlich gesicherte Erkenntnisse darstellt" (Heimminger, 2013, S. 6).

9. Literaturquellen

Alonso, A., Jacobs, D., Menotti, A (2009). *Cardiovascular risk factors and dementia mortality. 40 years of follow-up in the Seven Countries Study. Neurol Sci*; 280: 79-83. Online Url. http://www.torna.do/s/Cardiovascular-risk-factors-and-dementia-mortality-40-years-of-follow-up-in-the-Seven-Countries-Study/ (letzter Zugriff 23.06.2013, 20.00 MEZ).

Andel, R., Hughes, T. F., Crowe, M. (2005). *Strategies to reduce risk of cognitive decline and dementia*: A review. Aging Health, 1, 107-116.

Bartens, W. (2012). *Krude Theorien, populistisch moniert.* Online Url.http://www.sueddeutsche.de/digital/bestseller/Krude-digitale-demenz-von_manfred-spitzer-krude-theorien-populistisch-montiert-1.1462115 (letzter Zugriff 22.07.2013, 16:30 MEZ).

BMG (Hrsg.) Bundesministerium für Gesundheit (2013*). Zukunftswerkstatt Demenz.* Online Url. http://www.bmg.bund.de/pflege/demenz/zukunftswerkstatt-demenz.html (letzter Zugriff 28.02.2013, 11.00 MEZ).

BMG (Hrsg.) Bundesministerium für Gesundheit (2013a). *Demenz. Krankheitsbild & Verlauf.* Online Url. http://www.bmg.bund.de/pflege/demenz/Krankheitsbild-verlauf.html (letzter Zugriff 01.05.2013, 14.00 MEZ).

Bushmann, B., Bonacci, A. (2002). *Violence and sex impair memory for televisions ads.* J Appl Psychol 87:557–564.

BZgA (Hrsg.) Bundeszentrale für gesundheitliche Aufklärung. (2010). *Geistig fit im Alter durch Ernährung, Bewegung und geistige Aktivität.* Abgerufen am Online Url. http://www.maennergesundheitsportal.de /aktuelles/aktuelle-meldungen.htlm (letzter Zugriff 15.05.2013, 14.30 MEZ).

Deutsche Alzheimer Gesellschaft. (2012). *Das Wichtigste. Die Diagnose der Alzheimer-Krankheit und anderer Demenzerkrankungen.* Online Url. http://www.deutsche-alzheimer.de/die krankheit/die alzheimer-krankheit (letzter Zugriff 15.07.2013, 16.00 MEZ).

DGPPN (Hrsg.) Deutsche Gesellschaft für Psychiatrie, Psychotherapie und Nervenheilkunde (2009). S3-Leitlinie "Demenzen" (Kurzversion). *Syndromdefinition Demenz.* Online Url. http://www.dgppn.de/filead min/user_ upload/_medien/download/pdf/kurzversion-leitlinien/s3-leitlinie-demenz-kf. pdf (letzter Zugriff 30.04.2013, 14.00 MEZ).

Dimdi (Hrsg.) Deutsche Institut für Medizinische Dokumentation und Information 2013. ICD-10-GM Version 2013. *Internationale statistische Klassifikation der Krankheiten und verwandter Gesundheitsprobleme.* 10. Revision. German Modifikation. Version 2013. Online Url. http://www.dimdi .de/static/de/klassi/icd-10-gm/index.htm (letzter Zugriff 05.03.2013, 16.30 MEZ).

DSM-V (2013). *Diagnostic and Statistical Manual of Mental Disorders.* 5. Edition. American Psychiatric Association (Hrsg.) American Psychiatric Publishing.

Enquete Komission (2011). *Internet und digitale Gesellschaft.* Online Url. http://www.bundestag.de/internetenquete/ (letzter Zugriff 22.07.2013, 12.30 MEZ).

Füsgen, I. (2004*). Demenz – Prävention vor Pflege. Primär-, Sekundär- und Tertiär-Prävention von Demenzen.* Online Url. http://www.zukunftsforum-demenz.de/pdf/4355_doku_11_low_Innen.pdf (letzter Zugriff 23.06.2013, 22:20 MEZ).

Heimminger, E. (2013). *Digitale Demenz?! Manfreds Spitzers Thesen im Kontext mediensoziologischer Theorie und Forschung.* Online Url. http://www.ph-gmuend.de/deutsch/downloads/vorlesungsverzeichnis/SS-_2013/KVV_Soz_Politik_SS_2013_Maerz_13.pdf (letzter Zugriff 22.07.2013, 17:00 MEZ).

Iller, C. (2008). *Berufliche Weiterbildung im Lebenslauf – bildungswissenschaftliche Perspektive auf Weiterbildungs- und Erwerbsbeteiligung Älterer.* In: DIE. (Hrsg.). Theorie und Praxis der Erwachsenenbildung. Weiterbildung in der zweiten Lebenshälfte. Online Url. http://www.die-bonn.de/doks/2007-altenbildung-01.pdf (letzter Zugriff 01.03.2013, 18:00 MEZ).

Kivipelto, M., Solomon, A. (2008). *Alzheimer's disease - the ways of prevention.* Health Aging. 2008; 12: 89- 94. Online Url. http://link.springer.com/article/10.1007/BF02982595 (letzter Zugriff 23.06.2013, 19:45 MEZ).

Krzovska, M. (2012). *Neurologie. Leitsymptome. Demenz.* 3. Aufl. München: Urban & Fischer Verlag. S. 68-69.

Laske, C., Morawetz, C., Buchkremer, G., Wormstall, H. (2005). *Präventive Maßnahmen bei demenziellen Erkrankungen.* Online Url. http://www.aerzteblatt.de/archiv/46896/Praeventive-Massnahmen-bei-demenziellen-Erkrankungen (letzter Zugriff 11.06.2013, 20:00 MEZ).

Lindner, M. (2012). *Zwischenbilanz zu Spitzers „Digitale Demenz" – Carta.* Online Url. http://www.carta.info/47569/ (letzter Zugriff 23.07.2013, 18:30 MEZ).

Liu-Ambrose, T., Donaldson, MG. (2009). *Exercise and cognition in older adults. is there a role for resistance training programmes? Br J Sports Med* 2009; 43: 25-27. Online Url. http://bjsm.bmj.com/content/43/1/25 (letzter Zugriff 22.06.2013, 20:30 MEZ).

Madeja, M. (2013). *Digitale Demenz? Von wegen! Die Welt* (Hrsg.) Online Url.http://www.welt.de/gesundheit/article112361058/Digitale-Demenz-Von-wegen.html (letzter Zugriff 05.07.2013, 14:30 MEZ).

Plassmann, R. (2013). *Seelische Entwicklung in virtuellen Welten.* Berlin, Heidelberg: Springer Verlag. Online Url. http://www.ptz.de/fileadmin/media/Seelische_Entwicklung_in_virtuelen_Welten-08.03.2013.pdf (letzter Zugriff 23.06.2013, 14:30 MEZ).

Seeley, W. W., Miller, B.L. (2012). *Neurologische Erkrankungen. Demenz.* In: Harrison – Innere Medizin. Band 3. 18. Aufl. Dietel, M., Suttorp, M., Zeitz, M., (Hrsg.). Berlin: ABW Wissenschaftsverlag. S. 3570 – 3588.

Spitzer, M. (2012). *Digitale Demenz. Wie wir uns und unsere Kinder um den Verstand bringen.* München: Doemer Verlag.

Spitzer, M. (2012a). *Digitale Demenz.* Nervenheilkunde 31:493-497. Schatthauer Verlag.

Spitzer, M. (2012b). *Groß in Facebook, klein im Gehirn? Gehirnforschung zu sozialen Netzwerken.* Nervenheilkunde 31:299-304. Schatthauer Verlag.

Spitzer, M. (2013). *Das (un)soziale Gehirn. Wie wir imitieren, kommunizieren und korrumpieren. Gehirnforschung zu sozialen Netzwerken.* Stuttgart: Schatthauer Verlag.

Steinbach, H. (2011). *Gesundheitsförderung. Prävention. Formen von Präventionsmaßnahmen.* 3. Auflage. Wien: Facultas.

Thier, H. P. (2013). *Digitale Demenz? Von wegen!* Die Welt (Hrsg.) Online Url.http://www.welt.de/gesundheit/article112361058/Digitale-Demenz-Von-wegen.html (letzter Zugriff 05.07.2013, 15:30 MEZ).

Waller, H., Blättner, B. (2011). *Gesundheitswissenschaft. Eine Einführung in Grundlagen, Theorie und Anwendung.* 5. Auflage. Stuttgart: Kohlhammer Verlag. S.15.

Walter, U., Schwarz, F.W. (2002). *Gesundheitsförderung und Prävention*. In: Das Public Health Buch – Gesundheit und Gesundheitswesen. Prävention. Kapitel 10. Schwartz, F.W., Badura, B., Busse, R., Leidl, R., Raspe, H., Siegrist, J., Walter, U. (Hrsg.). München, Jena: Urban & Fischer Verlag. S. 189-214.